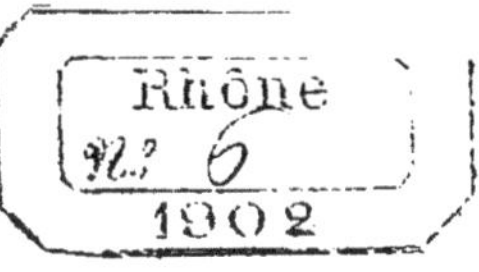

Dr CHARLES STITELET

DES

Ruptures Traumatiques

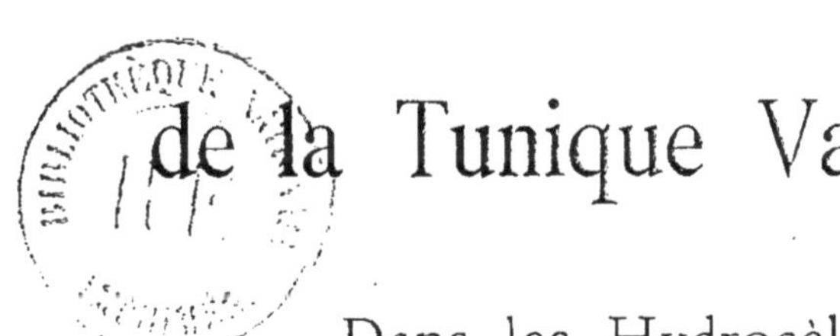

de la Tunique Vaginale

Dans les Hydrocèles

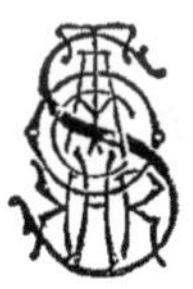

LYON
A. STORCK ET Cie, IMPRIMEURS-ÉDITEURS
8, Rue de la Méditerranée, 8
1902

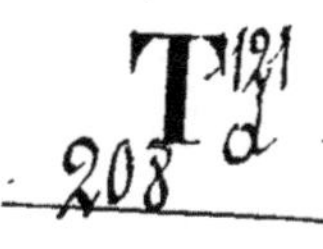

Dr Charles STITELET

DES

Ruptures Traumatiques

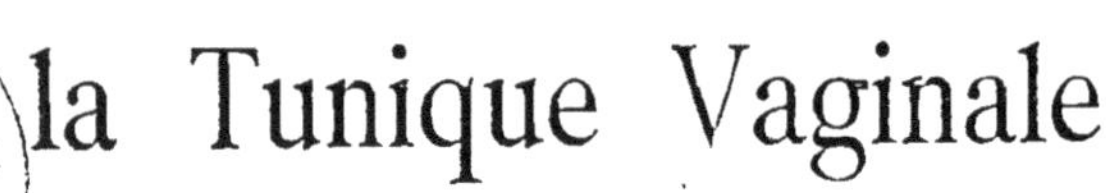

de la Tunique Vaginale

Dans les Hydrocèles

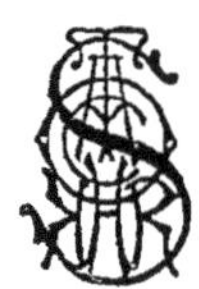

LYON
A. STORCK ET Cie, IMPRIMEURS-ÉDITEURS
8, Rue de la Méditerranée, 8

1902

A LA MÉMOIRE DE MON PÈRE

A MA CHÈRE MÈRE

Faible témoignage de notre amour le plus profond et de notre reconnaissance sans borne pour son affection toujours en éveil dans les heures, souvent bien difficiles, que nous avons eues à traverser.

A MES ONCLES

A MES TANTES

A TOUS MES PARENTS ET AMIS

A MON PRÉSIDENT DE THÈSE

M. le Professeur PONCET

Professeur de clinique chirurgicale,
Membre correspondant de l'Académie de médecine,
Chevalier de la Légion d'honneur.

Qu'il veuille bien recevoir nos plus sincères remerciements pour le grand honneur qu'il nous a fait en acceptant la présidence de notre thèse.

A M. le Docteur XAVIER DELORE

Ancien chef de clinique chirurgicale.

A M. le Docteur J. BRAULT

Médecin-major,
Professeur suppléant à l'École de médecine d'Alger.

CHAPITRE PREMIER

INTRODUCTION ET HISTORIQUE

De nombreux auteurs se sont occupés de la rupture de la tunique vaginale dans les hydrocèles; ils ont fait une description de l'accident et des lésions qui s'y rapportent, celui-ci survenant indifféremment soit spontanément, soit à la suite d'un effort ou d'un traumatisme. Il nous a semblé qu'une de ces causes pouvait amener quelques modifications dans la description. Cette idée nous est venue à la suite d'un cas observé dans le service de M. le professeur Poncet; c'est un malade qui était entré à l'hôpital pour la rupture d'une hydrocèle à la suite d'une chute à califourchon. D'après quelques chiffres que nous donnerons plus loin, la cause traumatique de la rupture est celle qui survient le plus fréquemment par rapport à celle amenée par l'effort, ou se produisant spontanément. Nous essaierons de montrer d'ailleurs que, dans ces deux derniers cas, les traumatismes faibles et répétés peuvent être souvent invoqués.

Dans ce qui va suivre nous ne traiterons que des traumatismes comprenant le choc et la compression, toutefois la compression musculaire que nous étudierons sera étrangère à celle produite par les muscles des bourses, nous éloignerons ainsi la contraction du crémaster, comme occasionnant les ruptures dites par effort.

Si l'on remonte un peu haut dans les annales de la chirurgie, il n'est pas fait mention de l'accident qui nous intéresse. Ambroise Paré et ses prédécesseurs n'en ont pas parlé. Il faut en arriver à Pott, Hunter pour trouver le fait signalé. Le premier (1) de ces deux auteurs cite le cas d'un homme porteur d'une hydrocèle, qui, à la suite d'un heurt de son scrotum contre un échafaudage, vit ses bourses devenir noirâtres, distendues et très douloureuses, mais cette observation ne donne pas à Pott l'occasion d'étudier les particularités de ce traumatisme. il signale brièvement le cas parce que la guérison de l'hydrocèle est survenue à la suite de l'accident.

Hunter (2) ne donne pas d'observations, mais parle de la possibilité de la rupture de la vaginale à la suite de coup : « Quelquefois, un coup porté sur le scrotum a causé la rupture du sac et par suite l'infiltration du liquide dans le tissu cellulaire, ce qui a produit une guérison. » Puis bien avant Velpeau il fait entrevoir la confusion avec une gangrène à cause de l'infiltration de sang et de la sérosité.

Benjamin Bell (3) en parlant de l'hydrocèle du scrotum dit que : « la rupture de l'hydrocèle de la tunique vaginale

(1) Percival Pott: *Œuvres chirurgicales*, traduction franç. t. II, Paris, 1774.

(2) Hunter: *Œuvres complètes de chirurgie*, traduc. franç. an IV (1796).

(3) Benjamin Bell: *Œuvres complètes de chirurgie*, traduc. franç. an IV (1796).

a aussi produit quelquefois un anasarque du scrotum local. Les coups violents ou une contusion quelconque peuvent déterminer facilement la tunique vaginale à s'ouvrir, quand elle est fort volumineuse, et alors, l'eau ne trouvant pas passage à l'extérieur s'épanche dans le scrotum. On a plusieurs observations de ce genre. Douglas en rapporte deux. »

Jean-Louis Petit (1) nous donne une observation. Artley Cooper (2) cite deux cas de rupture, dont le premier est remarquable, nous aurons l'occasion d'y revenir. Walther (3) publie une longue observation très intéressante. Velpeau (4) consacre un chapitre spécial à la rupture du « kyste » comme il l'appelle, il traite brièvement, mais avec une grande justesse, de la rupture traumatique de la vaginale, il insiste notamment sur la guérison excessivement rare de l'hydrocèle après cette rupture.

Blandin (5), dans le *Dictionnaire de médecine et de chirurgie pratique* (1883), nie la rupture spontanée, admet avec beaucoup de restrictions la rupture à la suite de coups, d'efforts, de chutes sur les parties malades, mais d'après lui, « on doit convenir qu'elle est d'autant plus difficile que dans l'hydrocèle un peu volumineuse, le kyste est souvent épaissi, et quelquefois doublé de pseudo-membranes cartilagineuses ».

Nous verrons plus loin que cet accroissement d'épais-

(1) J.-L. Petit : *Traité des maladies chirurgicales*, t. II, Paris, 1774.

(2) Artley Cooper : *Œuvres chirurgicales complètes*, traduites par Chassagnac et Richelot, 1837, p. 491.

(3) Walther (A.-G.), *British medical Journal*, 1857.

(4) Velpeau : Art. Hydrocèle, *Dict en 30 vol.*, 1837.

(5) Blandin : *Dict. de méd. et de chir. pratique*, 1833.

seur à cause de son inégalité dans sa répartition est loin de jouer le rôle que lui prête Blandin.

Dans le même article, cet auteur nous rapporte que Dupuytren a observé la déchirure du kyste d'une hydrocèle par suite de la pression d'une hernie, la pénétration de celle-ci dans la cavité de l'hydrocèle, et, ce qui est plus remarquable encore, l'étranglement des intestins par cette ouverture de communication.

Curling (1) rapporte le cas d'un homme qui reçoit un coup violent sur une hydrocèle, d'où ecchymose, douleur et accroissement.

Nélaton (2), dans l'infiltration cellulaire du scrotum, qui fait l'objet d'un article de son livre, pense que celle-ci peut être produite par la rupture d'une ancienne hydrocèle.

Lannelongue (3) dans son article intitulé Hématocèle du scrotum (*Dict. de médecine et de chirurgie pratique*, 1875) parle de la pathogénie de la rupture.

Il nous faut dire maintenant que tous les auteurs précédents admettent la possibilité d'une rupture de l'hydrocèle, ils citent les faits mais bien peu entrent dans les détails inhérents à la question. Il faut arriver à Reverdin (1882) (4). Celui-ci, dans un remarquable travail sur l'hydrohématocèle, étudie à fond les ruptures de la vaginale

(1) Curling (T.-B.) : *On the diseases of the testis*, 1re édit. Londres, 1843 ; 2e édit., trad. franç. par Gosselin, Paris, 1857.

(2) Nélaton : *Éléments de path. chirurgicale*, Paris, 1837, t. V.

(3) Lannelongue : Art. Hématocèle du scrotum, *Nouveau Dictionnaire de méd. et de chirurgie pratique*, 1873.

(4) Reverdin, *Revue médicale de la Suisse Romande*, 1882 et *Annales des organes génito-urinaires*, 1883.

en général. Il insiste sur les ruptures traumatiques, il discute les faits d'une façon très complète.

Après la publication de son article plusieurs ouvrages parurent, notamment celui de Saint-Martin (1), qui est le premier à avoir fait des expériences pour chercher à établir le siège de ces ruptures, cela en injectant du liquide en excès. Baseil (2) dans sa volumineuse thèse sur l'hématocèle du scrotum reprend la question, il fait rentrer dans les ruptures traumatiques celles survenant à la suite d'effort.

Velpeau avait déjà attiré l'attention des chirurgiens sur l'infiltration sanguine qui accompagne la rupture, mais il ne précisait pas encore le siège exact que peut, dans quelques cas, occuper l'épanchement sanguin. Baseil, à la suite des expériences de M. Disse, appela l'attention sur l'hématome de l'espace scrotal. Plus récemment, en 1899, M. Voituriez (de Lille) (3), en s'inspirant de la thèse de Lemichez (4) sur l'hématome paravaginal, insiste sur l'existence d'une véritable cavité déjà nommée par Lemichez « espace paravaginal ». M. J. Brault (5) avait déjà laissé entrevoir le rôle que jouait cet espace. Nous avons tenu au chapitre de l'anatomie pathologique à attirer l'attention sur ces données anatomiques; car, ainsi que le prouvent les observations que nous aurons à relater, l'épanchement sanguin coïncidant avec une rupture de la vaginale occupe fréquemment ces espaces virtuels à l'état normal.

(1) Saint-Martin, thèse de Paris, 1883.

(2) Baseil : *Hématomes du scrotum*, thèse de Nancy, 1890.

(3) Voituriez, *Annales des maladies des organes génito-urinaires*, 1899, p. 145.

(4) Lemichez : *De l'hématocèle paravaginale*, thèse de Paris, 1897.

(5) Dr G. Brault, *Lyon Médical*, 1896.

A Lyon, en 1896, M. le Dr Delore (1) écrivit sous l'inspiration de M. le professeur Poncet un excellent travail sur la rupture de la vaginale dans les hydrocèles, il fit à ce propos de nombreuses expériences. Le même sujet fait l'objet de la thèse de M. Burdet (2). Nous aurons fréquemment l'occasion de revenir sur les recherches faites par ces deux auteurs.

Monod et Terrillon (3), en 1889, disent quelques mots sur la rupture traumatique. A signaler aussi les paragraphes consacrés à la question par Reclus dans le traité de chirurgie de Jr. Duplay et Reclus (1899), par Sébileau dans le traité de chirurgie de Le Dentu et Delbet (1900). MM. le Dr Mauclair et Vinsonneau, à la suite d'un cas de rupture traumatique et d'un autre cas de rupture spontanée qu'ils ont observés, font paraître un article dans les *Annales des maladies des organes génito-urinaires* du mois d'août 1901.

Qu'il nous soit permis de remercier ici M. le Dr X. Delore qui nous a donné l'idée première de ce travail, nous lui témoignons aussi notre reconnaissance pour l'excellent accueil qu'il n'a cessé de nous faire.

(1) Dr X. Delore : Contribution à l'étude de la rupture de la tunique vaginale dans les hydrocèles (*Gaz. hebd. de méd. et de chirurgie*, 5 juillet 1896).

(2) Burdet, thèse de Lyon, 1896.

(3) Monod et Terrillon : *Maladies du testicule et de ses annexes*. Paris, 1889.

CHAPITRE II

ANATOMIE NORMALE DES ENVELOPPES DU TESTICULE

Dans ces dernières années on s'est beaucoup occupé de la localisation des épanchements sanguins dans les différentes couches composant les bourses ainsi que dans celles qui entourent directement le testicule. Comme dans les ruptures traumatiques nous avons le plus souvent hémorragie, il nous semble qu'il ne serait pas superflu de revenir rapidement sur l'anatomie normale, en insistant toutefois sur les espaces récemment décrits, pouvant à l'occasion servir de lieu de collection au sang épanché.

En allant de dehors en dedans nous trouvons tout d'abord le dartos, formant la couche musculaire intimement unie à la peau. Nous ne nous y arrêterons pas; nous dirons cependant que les deux portions réfléchies de ce muscle ou seulement son feuillet profond s'accolant avec celui du côté opposé (car on sait qu'il y a deux descriptions en présence) limitent un espace celluleux. Cette lame celluleuse d'après Pasteau n'existerait pas dans toute la hauteur de la cloison. C'est dans cet espace que d'après Berg er et Reclus on observerait quelquefois un hématome.

Après le dartos nous trouvons ce que l'on a appelé

la tunique celluleuse ou fascia de Cooper, formée par une lame de tissu lâche très ténu. Cette tunique enveloppe complètement le testicule et le cordon autour duquel elle se continue jusqu'au niveau de l'orifice externe du canal inguinal; arrivées là, ses fibres rejoignent la gaine externe du muscle grand oblique dont elles font alors partie intégrante. Pour Barrier, Testut, cette couche celluleuse se continue ensuite avec le tissu cellulaire sous-cutané du périnée, de la verge, de la paroi abdominale; mais Wertheimer, Sébileau, Pasteau et Charpy soutiennent que les insertions du dartos sur les branches ischio-pubiennes forment une barrière entre les couches celluleuses des bourses et la couche celluleuse sous-cutanée.

Baseil dans sa thèse parle longuement « du tissu fibro-cellulaire sous-dartoïque »; c'est à ce niveau que se trouve placé l'espace scrotal (*Spaltraum* des anatomistes allemands). Après de nombreuses expériences, il admet que cette cavité devenue réelle à la suite d'injections coagulantes serait formée « par une paroi continue mais très mince, très extensible qui entoure la tumeur, et qui n'est nullement adhérente au dartos ». Il rejette la paroi ferme de M. Disse qui n'est autre chose que l'appareil de suspension ou de cloisonnement des bourses. La partie de la paroi attenante à la fibreuse ne serait que lâchement unie à la paroi externe de celle-ci. Cette cavité close, toujours d'après Baseil, est traversée par une série de membranes de séparation qui la divisent en compartiments incomplets. L'auteur donne comme probable la présence d'un endothélium, mais il n'a pu vérifier le fait.

Au-dessous de la tunique cellulaire se trouve le muscle crémaster qui ne forme pas une enveloppe continue, il présente des variétés individuelles considérables au point de vue de son développement.

Puis nous avons la tunique fibreuse appelée aussi par les Allemands tunique vaginale commune, parce qu'elle engaine complètement le cordon, et descend avec lui jusque sur la vaginale qu'elle recouvre entièrement. Cette fibreuse se continue au niveau de l'orifice interne du canal inguinal avec le fascia transversalis. On l'a dénommée tunique fibreuse à tort parce qu'elle n'offre pas la texture serrée du tissu fibreux ; les fibres constituantes s'enchevêtrent irrégulièrement. Cette membrane est plus épaisse au niveau du testicule que dans sa portion juxta-funiculaire, où elle est considérablement amincie. Dans les faces latérale et antérieure du cordon la cellulo-fibreuse est largement parsemée de fibres musculaires lisses; ce sont ces faisceaux musculaires que l'on a décrits sous le nom de muscle crémaster moyen. Ce muscle fait partie intégrante de la tunique fibreuse dont il occupe la face externe. En arrière du testicule la tunique fibreuse comprend dans sa constitution de nombreuses fibres conjonctives, ainsi que des fibres élastiques, c'est le ligament scrotal du testicule, qui fixe l'extrémité postéro-inférieure de la glande et la queue de l'épididyme au fond des bourses. Dans l'épaisseur de cette tunique rampent de nombreux vaisseaux sanguins décrits par Barrois. Avant lui, Reverdin avait attiré l'attention sur ces vaisseaux, voici la description de ce dernier auteur : « Les radicules veineuses prennent leur origine en partie dans l'épaisseur de la fibreuse; à mesure qu'elles augmentent de volume, ces veines font de plus en plus saillie à la face interne de la tunique fibreuse, puis elles forment des troncs assez volumineux déjà dans des bourses normales;

circulant dans le tissu cellulaire très délicat qui unit la séreuse avec la tunique fibreuse, ces troncs se dirigent vers la queue de l'épididyme où ils se réunissent avec les veines testiculaires et épididymaires pour aller se jeter dans le plexus pampiniforme. »

Nous arrivons maintenant à la vaginale qui offre la composition de toutes les séreuses; sur son feuillet pariétal se trouvent une série de fibres musculaires lisses constituant une véritable *muscularis mucosæ,* c'est le crémaster interne, c'est entre ce feuillet pariétal et la fibreuse doublée de son muscle, le crémaster moyen, que se trouve l'espace dont nous allons parler. Cet espace a été bien étudié par M. Lemichez dans sa thèse de 1897; plus tard, en 1899, par M. Voituriez (de Lille). Voici un résumé de la description de ce dernier auteur : « Au moment de la migration du testicule de la cavité abdominale dans les bourses, cette glande, dirigée par le gubernaculum testis, est entièrement coiffée par le péritoine et le facia transversalis qui descendent avec elle; mais entre le péritoine et le fascia transversalis se trouve une couche de glissement, comme on l'a appelée. Cette couche n'est qu'une dépendance du fascia propria qui dans l'abdomen s'interpose entre les deux précédentes membranes. Après l'oblitération du canal vagino-péritonéal, formé par le péritoine entraîné par le testicule, il n'y a en général plus de communication avec la cavité abdominale, la vaginale est alors constituée. Le facia transversalis est devenu de son côté la tunique fibreuse. C'est au niveau de la couche de glissement que se trouve ce que M. Lemichez a appelé l'espace paravaginal. M. Voituriez a établi l'existence de cet espace par des preuves chirurgicales, expérimentales et pathologiques.

Preuve chirurgicale. — Quand on résèque totalement la vaginale dans le cas d'hydrocèle ancienne on trouve entre la séreuse et la fibreuse un clivage naturel facilitant l'opération, « c'est ainsi qu'après avoir incisé longitudinalement la fibreuse on peut le plus souvent décoller le sac vaginal distendu sans l'ouvrir ; l'on n'est arrêté qu'au niveau du pôle inférieur du testicule, au point qui correspond à l'insertion du gubernaculum testis. »

Preuve expérimentale. — M. Lemichez, à la suite de ses expériences par injections insolidifiables admis trois variétés de collections possibles. L'une, formant la première variété qu'il appelle paravaginale supérieure ou funiculaire, dans laquelle la collection est peu abondante en avant de la vaginale, mais elle remonte dans la direction du cordon.

Dans la deuxième variété, paravaginale proprement dite ou testiculaire, la collection est uniquement en avant de la vaginale.

Dans la troisième variété, paravaginale inférieure, très rare, l'épanchement peu abondant en avant du testicule présente un prolongement vers le pôle inférieur de la cavité vaginale.

Preuve pathologique. — M. Voituriez cite une observation que nous reproduisons plus loin.

CHAPITRE III

ANATOMIE PATHOLOGIQUE

Nous essaierons de décrire dans ce chapitre l'état des différentes parties dans les ruptures traumatiques seules ; cela, au moyen de toutes les observations que nous avons pu rassembler, en nous inspirant aussi des travaux de Reverdin et de Burdet qui ont tous deux étudié de près la question.

La texture de la vaginale rompue peut être très peu modifiée, surtout si l'hydrocèle est de date récente, on a alors une coloration blanchâtre : c'est « l'apparence lavée ». La fibreuse dans les mêmes circonstances peut être, aussi, indemne de toute lésion. Quand l'épanchement du liquide remonte à une époque assez éloignée, coïncidant avec un épaississement de la séreuse, la fibreuse se présente sous forme d'une membrane accrue aussi d'épaisseur, d'aspect nacré. Malgré cela elle se laisse assez facilement séparer de la tunique vaginale. Les vaisseaux qui rampent dans son intérieur participent aussi à cet épaississement.

Dans une hydrocèle très ancienne, cas que nous rencontrons le plus fréquemment dans nos observations, on trouve une épaisseur de la séreuse capable de mesurer plusieurs millimètres. Elle devient rigide ; sa surface interne est tomenteuse, chagrinée. On peut y remarquer des points jaunâtres, indice d'une dégénérescence graisseuse avancée. Il y a néoformation de petits vaisseaux sanguins.

Dans les faits de MM. Mauclaire et Vinsonneau, on voyait de très nombreuses petites plaques de crétification et de dégénérescenee graisseuse.

A l'examen histologique de leur pièce, M. Milian a constaté l'épaississement et la sclérose de la vaginale. Les tissus sous-jacents ne présentaient qu'une légère infiltration embryonnaire diffuse. Le point précis de la rupture, dit l'observateur, n'a pas été examiné ; mais il est probable que celle-ci est due à la dégénérescence hyaline de la sclérose conjonctive, si commune lorsque la sclérose est ancienne, aussi bien au niveau des artères et des viscères qu'au niveau des séreuses.

Toutes ces lésions anciennes ont été déjà notées depuis longtemps par Reverdin et Annandale.

Macaigne qui a fait l'examen dans le cas de MM. Monod et Raffray rapporte les altérations de la séreuse.

A ce stade, les vaisseaux qui sillonnent ces diverses membranes, vaginale et fibreuse, surtout ceux de cette dernière, sont considérablement atteints dans leur structure. Lannelongue après Reverdin parle de la varicosité des vaisseaux et des capillaires dans les hydrocèles. « Dans ce dernier cas, en effet, les conditions anatomiques de la séreuse et la couche cellulo-fibreuse qui la double sont modifiées. Les petits vaisseaux et les capillaires qui cheminent dans cette couche deviennent variqueux ; leurs parois subissent une dégénérescence qui en favorise la dilatation d'abord, la rupture ensuite.

A quel niveau de la surface de la vaginale siège le plus souvent la rupture? C'est une question à laquelle il est difficile de répondre ; car dans les observations ce siège se trouve rarement précisé. Au premier abord il paraît admissible que la rupture se trouve à l'endroit où a porté le choc, dans le cas observé chez M. le professeur Poncet c'est bien ce qui s'est produit. La solution de continuité se trouvait placée en avant au commencement de la moitié inférieure de la séreuse ; or, le malade était tombé à califourchon sur le volant d'une charrette. Sébileau dit bien qu'il faut tenir compte du point d'application du traumatisme pour les cas franchement traumatiques.

« C'est également notre avis, disent MM. Mauclaire et Vinsonneau, et dans nos cas la rupture se fit en avant, dans l'un en haut (il s'agissait d'une rupture spontanée), dans l'autre à la partie déclive (rupture traumatique). Ce qu'il importe de signaler, continuent-ils, c'est que dans nos deux cas la vaginale était très adhérente en arrière aux bourses ; il existait une sorte de blindage à ce niveau pouvant servir de point d'attache ou de point d'appui pendant la rupture. »

Chez le malade de Walther qui reçoit une pierre sur le côté gauche du scrotum, on trouve la déchirure vers le raphé. On comprend que dans certains cas la vaginale puisse céder au niveau du maximum de pression occasionné par la poussée du liquide. Plusieurs déchirures peuvent coexister, tel le cas de M. Raffray dans lequel la séreuse était déchiquetée à plusieurs endroits ; peut-être cette vaginale avait-elle subi un certain degré de dégénérescence, ce qui expliquerait très bien la multiplicité des ouvertures.

Nous avons parlé plus haut du rôle que pourraient jouer les branches ischio-pubiennes, en tant que servant de point d'appui à l'hydrocèle sous l'influence d'un choc ou d'une compression ; il serait possible d'expliquer ainsi certains cas, par exemple celui qui précède et ceux où la rupture siège à la partie antéro-supérieure.

Pour M. Reverdin la rupture se trouverait le plus souvent à la partie antérieure et supérieure. Dans les expériences de Saint-Martin elle se trouve aussi le plus souvent en haut au niveau de la portion juxta-funiculaire où siègent les diverticules séreux de Béraud. M. le Dr X. Delore d'après ses propres expériences n'est pas de l'avis de Saint-Martin. Il admet avec Burdet que la rupture se fait là où les lésions de la séreuse forment un point faible, c'est-à-dire un point d'appel pour la rupture. Ces auteurs ont eu en vue la rupture occasionnée par une cause quelconque, nous avons déjà donné l'avis de Sébileau, de MM. Mauclaire et Vinsonneau dans le cas de rupture due indiscutablement à un traumatisme.

L'orifice peut être difficilement visible, dans le cas de Jean-Louis Petit par exemple ; par contre, il présente dans une des observations d'Astley Cooper une longueur de 1 à 2 pouces. Chez le malade de Walther il laissait passer facilement le doigt ; il en est de même dans notre observation ; chez celui de M. le Dr Picqué, il était long de 3 à 4 centimètres. Les bords de la déchirure sont le plus souvent déchiquetés, étoilés.

On peut avoir aussi plusieurs déchirures comme nous

l'avons déjà signalé. Quand on a un orifice unique celui-ci est le plus souvent allongé. La fibreuse participe fréquemment à la rupture (cas de M. le professeur Poncet et de MM. Mauclaire et Vinsonneau), nous verrons bientôt l'importance de cette participation.

Liquide épanché. — Il peut être composé de sérosité pure non mélangée de sang, c'est le liquide de l'hydrocèle elle-même, dans la plupart des cas cependant on a affaire à un liquide séro-sanguinolent par suite de la coexistence de la rupture des vaisseaux. Quand ces derniers donnent beaucoup on peut avoir du sang presque pur. Dans les foyers extravaginaux, on a quelquefois des grumeaux qui sont en suspension dans un liquide dont le degré de coloration est variable ; il peut être très foncé ou au contraire être limpide. Ces grumeaux sont composés par de la fibrine concrétée. Le liquide dans lequel ils flottent n'est autre chose que le sérum qui retient plus ou moins la matière colorante du sang (Nélaton). Dans la vaginale on trouve parfois un liquide séro-sanguinolent qui peut ne pas contenir de concrétions fibrineuses, parce que la fibrine qui compose ces dernières a été absorbée; la substance colorante du sang s'est mélangée avec la sérosité (Nélaton). Le plus souvent cependant on a une matière « sanieuse », couleur brun chocolat, ayant la consistance du miel; d'autres fois ce sont de nombreux caillots, car la quantité du sang coagulé contenu dans la vaginale peut être considérable (observations de Walther, d'Astley Cooper).

Quel est le siège occupé par l'épanchement? Le liquide de l'hydrocèle, ayant fait irruption hors de la cavité de la séreuse, peut s'infiltrer dans toutes les tuniques entourant le testicule et composant les bourses, et même se diffuser plus loin encore dans le tissu cellulaire de la verge, du bas-ventre, de la racine des cuisses. Cet œdème peut être coloré par l'infiltration sanguine qui coïncide presque toujours avec lui. Mais en outre de cette infiltration généralisée où l'on trouve dans les différentes couches les éléments du sang, il se produit fréquemment des localisations de l'épanchement, soit séreux, soit sanguin ; localisations qui seront régies par la coexistence ou la non-coexistence de la rupture de la fibreuse et aussi par le siège des vaisseaux atteints. Il nous faut dire que l'épanchement séreux a plutôt une tendance à la diffusion.

La source de l'hémorragie peut provenir des vaisseaux de la vaginale ; dans ce cas, le sang occupe surtout l'intérieur de cette cavité ; si ce sont les vaisseaux de la fibreuse qui donnent, on aura un épanchement à la fois intra et extra-vaginal, ce dernier infiniment moins conséquent. comme d'ailleurs l'épanchement extra-vaginal dans le premier cas. L'hémorragie des vaisseaux de la séreuse a été niée par Reverdin; il s'appuie sur ce qu'il a trouvé chez ses malades des caillots seulement en dehors de la vaginale. Cependant, combien de fois trouvons-nous relaté que l'on a retiré une grande quantité de caillots de l'intérieur du sac séreux, témoin le malade qui fait l'objet de notre première observation, et chez lequel M. le Dr X. Delore remarqua, lors de l'opération, que l'épanchement sanguin s'était fait surtout dans la cavité de la vaginale.

Reverdin pense à une hémorragie veineuse qui proviendrait des vaisseaux dont nous avons rappelé précédemment la description faite par lui, hémorragie favorisée par la varicosité de ces mêmes vaisseaux qui les prédisposerait à la déchirure.

Ces épanchements extra-vaginaux, nous l'avons déjà dit, peuvent de plus occuper des sièges différents suivant que la fibreuse est aussi rompue ou ne l'est pas ; si elle ne l'est pas, nous aurons la variété d'hématome signalée par M. J. Brault et qu'il place dans la couche cellulaire périvaginale, située entre les deux crémasters moyens et internes, il a aussi observé dans cette couche l'existence de phlegmons. C'est l'espace paravaginal de M. Lemichez où se constitue l'hématome paravaginal, dont un cas a été nettement observé par M. Besson dans le service de M. le professeur Duret.

Si la fibreuse est ouverte, nous aurons l'envahissement de l'espace scrotal, sur lequel a insisté Baseil, coïncidant quelquefois avec un hématome paravaginal, d'où une forme en bissac (cas de Raffray).

On a aussi signalé un hématome occupant le tissu cellulaire compris dans la cloison séparant les deux bourses.

CHAPITRE IV

I. — Étiologie

On comprend aisément que l'accident qui nous intéresse soit relativement rare, car la plupart des gens atteints d'hydrocèle se surveillent ou tout au moins ne se livrent pas à des exercices exagérés. Malgré cela, nous trouvons une grande diversité dans les causes traumatisantes susceptibles d'amener la rupture de la tunique vaginale, car l'hydrocèle est une des affections auxquelles on s'habitue facilement ; le plus souvent, en effet, elle ne cause aucune douleur, à peine une légère gêne. Nous voyons des gens qui tolèrent leur tumeur scrotale depuis une époque fort lointaine et qui finissent par ne plus y apporter aucune attention. La hernie, qui est une affection autrement grave, n'arrive-t-elle pas à subir le même dédain ?

On ne cite pas de cas de rupture survenant dans le cours d'une hydrocèle aiguë, ce sont les hydrocèles anciennes qui se rompent. Dans le cas de Saint-Martin où la déchirure se produit dans un épanchement aigu de la vaginale, occasionné par une orchite, elle est due à un effort. A propos de l'effort, nous verrons un peu plus loin que celui-ci peut être en quelques cas discuté.

Baseil établit qu'il se produit huit ruptures spontanées, dix ruptures par effort du malade et treize ruptures traumatiques par choc direct. Nous dirons toutefois que dans le service de M. le professeur Poncet c'est la rupture spontanée qui a été le plus souvent observée. Il est à croire que beaucoup de cas intitulés hématocèle pariétale par rupture d'hématocèle de la tunique vaginale, sont des hématocèles par rupture d'hydrocèle.

Le choc direct ou la compression directe sont ici la cause de la rupture survenant à la suite d'un traumatisme. On n'a pas observé de déchirures par contre-coup, telles qu'elles peuvent se produire au niveau des viscères abdominaux par exemple.

L'état d'ivresse suivie de chute, dans laquelle les bourses portent contre un objet saillant, a été cité plusieurs fois, Gooch, Pott ont observé des cas de ce genre. Les coups violents atteignant le scrotum, coups de pied d'homme, de cheval (Loder, Astley Cooper), ont été souvent mis en cause. Il est des cas tout particuliers dont il nous faut faire mention, tels que le heurt contre le pommeau de la selle chez les cavaliers; la pierre du cordonnier de Walther; la chute sur le tournant d'une charrette, sur la roue d'un véhicule. M. le Dr Lemichez dans sa thèse parle de la rupture possible à la suite d'un rapprochement brusque des cuisses par l'action des adducteurs.

On sait combien sont fréquents les épanchements chroniques de liquide dans la vaginale chez les habitants des pays chauds, or il arrive qu'en Algérie des gens atteints de cette affection se font soigner par des empiriques espagnols qui les traitent par des massages intempestifs (nous tenons le fait de M. le professeur J. Brault d'Alger), nul doute que ces manœuvres puissent amener la rupture et aussi la suppuration (Peloni, thèse de Montpellier, 1901).

D'après Blandin la hernie coexistant avec une hydrocèle a pu amener la déchirure de la vaginale, il cite comme exemple le cas de Dupuytren ; c'est, d'ailleurs, la variété de hernie connue sous le nom de hernie à double sac ou hernie enkystée.

II. — Pathogénie

Dans l'hydrocèle il vient naturellement à la pensée que les bourses par leur volume anormal sont plus exposées à l'action des agents vulnérants. Nous avons là une poche distendue, inerte, n'ayant aucune tendance à se dérober aux coups. De par l'incompressibilité des liquides, il ne peut qu'y avoir augmentation de pression subite à la suite d'un choc sur une partie de la paroi de cette poche, d'où éclatement « comme un ballon de caoutchouc mince et fortement distendu éclate, sous une brusque chiquenaude », d'autant plus que l'état pathologique de la vaginale, comme nous l'avons déjà vu, favorise cet éclatement. Cette théorie est celle adoptée par Reverdin.

On a donné une autre explication, à savoir que les vaisseaux sanguins qui rampent à la face interne de la vaginale sont augmentés de volume à cause de leur état morbide. Sous l'influence d'une violence, même peu considérable, ces vaisseaux peuvent se rompre, le sang coule dans la séreuse, se mêle au liquide et en s'écoulant distend encore plus la poche qui sous cette distension brusque cède.

Cette théorie qui est celle de Béraud a le défaut d'être basée sur des hypothèses; de plus, l'épanchement sanguin dont il est question ne se produit pas toujours dans la vaginale mais en dehors de celle-ci. On ne pourrait pas cependant la rejeter complètement.

Kocher en discutant une observation de Pelletan, où la rupture de la vaginale est occasionnée par un effort, semble tout disposé à comprendre dans ses explications celle de la rupture traumatique qui nous intéresse. Il a institué l'expérience suivante :

Par une ouverture pratiquée à la tunique fibreuse à la hauteur du cordon, si l'on injecte un liquide solidifiable à froid, il se forme une tumeur d'un certain volume. Si on examine ensuite cette dernière, on constate que le liquide est contenu aussi bien dans l'intérieur de la vaginale qu'en dehors d'elle ; si on fait un examen plus attentif de ce qui s'est produit on remarque de petites déchirures au niveau du point de réflexion de la séreuse, ce qui s'expliquerait par le décollement dû à la distension du tissu cellulaire placé entre cette tunique et la fibreuse. La vaginale s'opposant à l'irruption brusque du liquide dans sa cavité se déchirerait et se laisserait alors envahir (Reverdin). Le sang, dans le cas de traumatisme, jouerait le rôle du liquide de l'expérience. Jusqu'à Kocher le siège de la rupture sur la séreuse n'avait pas donné lieu à des recherches; or, pour que sa théorie fût vraie, il faudrait que la déchirure se trouve en haut et en arrière, ce qui est loin d'avoir toujours été observé jusqu'à présent.

La première théorie nous paraît être la meilleure, le

vaginale distendue, sous l'action du traumatisme, éclate, la tumeur ne fuyant pas sous le coup ; mais encore fuirait-elle, qu'elle se trouverait refoulée contre le corps du pubis si le choc s'exerçait de bas en haut; si celui-ci agissait obliquement, ce serait la branche descendante et la branche ascendante de l'ischion qui serviraient de point d'appui.

Nous avons de plus admis à l'étiologie l'action brusque des adducteurs des cuisses, là encore la tumeur se laisse comprimer dans le rapprochement de celles-ci. Nous savons qu'à l'état normal le testicule glisse entre les deux agents compresseurs, mais il n'en est plus ainsi dans l'hydrocèle. Même sans invoquer le rapprochement brusque, dans l'action, par exemple, de soulever un objet ou de monter sur un lit il peut arriver que les parties postéro-internes des cuisses soient accolées et fixées dans cet accolement, elles compriment la tumeur liquide; or, nous dirons combien cette dernière rend fragile la vaginale par la modification qu'elle amène dans la texture de celle-ci. MM. Mauclaire et Vinsonneau ne disent-ils pas que « la dégénérescence de la paroi séreuse est une des causes les plus importantes de la rupture soit spontanée soit traumatique ». Le traumatisme, pour eux, ne serait souvent que secondaire. « En effet, chez un sujet atteint d'hydrocèle nous avons essayé, sous chloroforme, avant le cure radicale, de comprimer fortement une hydrocèle, mais nous n'avons pas pu la rompre. » Il ne faudrait pas non plus exagérer les choses, car le traumatisme est bien souvent une cause évidente de rupture par lui-même.

Ceci nous pouvons l'établir par analogie avec les ruptures traumatiques de kystes de l'ovaire, dont les parois ne sont pas altérées (Fossard, thèse de 1901).

Ne faudrait-il pas admettre que les froissements répétés, invoqués par Velpeau, des bourses atteintes d'hydrocèle, se produisant pendant les mouvements si fréquents durant le sommeil, puissent amener quelquefois les ruptures dites spontanées, ces froissements agissant à la façon de compressions faibles mais se renouvelant souvent ? MM. Mauclaire et Vinsonneau pensent que dans les kystes de l'ovaire à parois dégénérées, un traumatisme léger précède souvent une rupture spontanée imminente.

III. — Symptomatologie

a) *Signes objectifs.* — Il arrive quelquefois que dès le début de l'accident on peut remarquer une ecchymose, limitée au point où a porté le choc. Nous l'avons observée chez le malade du service de M. le professeur Poncet, MM. Mauclaire et Vinsonneau ont vu une petite exulcération large comme une pièce de deux francs. Si l'on pouvait toutes les fois observer cette ecchymose, on pourrait avoir quelques présomptions sur le siège de la rupture de la vaginale ; mais le plus souvent, les malades viennent réclamer des soins quand l'ecchymose est déjà fort étendue. D'ailleurs, on sait que les ecchymoses peuvent se produire en des points éloignés du lieu où s'est produit le choc, et, partant, quelquefois la déchirure ; or, ici nous avons à faire intervenir l'influence prépondérante de la pesanteur.

Peu de temps après l'accident, le scrotum augmente de volume ; les sillons transversaux disparaissent. La tumeur peut acquérir un volume qui effraie le malade, elle peut avoir la grosseur des deux poings, de la tête d'un fœtus ; tout cela dépend dans une certaine mesure de l'hydrocèle antérieure. On comprend que quand celle-ci est peu volumineuse, l'œdème de son côté sera peu considérable. Bientôt la peau devient fortement brunâtre, luisante, elle peut prendre une teinte érysipélateuse.

L'œdème peut occuper non seulement les bourses, mais la verge, le périnée, la partie inférieure du bas-ventre, la racine des cuisses. Ceci commence à se produire quarante-huit heures à peu près après l'accident, Toutes ces parties peuvent avoir la teinte ecchymotique brun noirâtre, qui a déjà envahi les bourses.

La verge était tellement augmentée de volume dans le cas de J.-L. Petit que la sortie des urines en était gênée.

Tout à fait au début, la tumeur peut être molle, dépressible, les doigts y laissent leur empreinte ; mais bientôt la tension augmente, la poche contenant l'hydrocèle a disparu ; les plans superficiels ne glissent plus comme ils le faisaient sur cette dernière. On ne délimite plus la poche préexistante. Une remarque importante à faire ici, c'est la mobilité qu'a récupérée le testicule. Cette mobilité, il est vrai, ne peut être constatée dans les tout premiers jours, mais elle ne tarde pas à apparaître quand le gonflement et la tension qui en résulte auront diminué. Cependant, il est des cas où il peut rester une certaine quantité de liquide dans la cavité séreuse ; or, la cicatrisation de la vaginale se faisant, le liquide sera de nouveau emprisonné et l'on n'aura ainsi jamais de mobilité.

L'épanchement sanguin qui se produit si souvent,

constituant l'hématome pariétal, offre quelques points de ressemblance avec la description que nous venons de donner. Même ecchymose noirâtre, mais qui ne préjuge en rien de la quantité du liquide épanché. Ainsi, dans le cas de Walther, nous avons déjà plusieurs fois insisté sur la quantité énorme de caillots que l'on a expulsés lors de l'opération, cependant la peau était seulement un peu brunâtre. Sous l'influence de la pesanteur, le sang a une tendance à se porter dans les parties déclives, d'où une apparence piriforme, à grosse extrémité inférieure. Cette forme ne s'accuse pas au début à cause de la présence du liquide de l'hydrocèle qui, lui, a plutôt une tendance à se diffuser, d'où une tumeur plutôt globuleuse.

Peu après l'accident, à la palpation la tumeur offre de la fluctuation en certains points, elle est molle ; elle peut même donner une sensation de tremblement particulier (Baseil). Au bout de quelques jours le foyer peut être très bien circonscrit. On le sent directement sous la peau, à laquelle il adhère intimement ; ce qui serait, d'après Baseil, un signe caractéristique de l'épanchement siégeant dans l'espace scrotal.

Dans l'hématocèle de l'espace paravaginal, d'après Voituriez : « on a une lobulation évidente. Un sillon vertical sépare les deux bourses ; d'un côté la bourse normale ; de l'autre, la bourse atteinte d'hématome ».

Si l'on examine attentivement la bourse malade, on constate qu'elle se divise en deux masses distinctes ; en haut, une tumeur globuleuse remontant vers le cordon, ne descendant pas jusqu'au fond des bourses, tumeur résistante et opaque. C'est l'hématome paravaginal. En dessous et en arrière d'elle, on trouve une petite masse isolable de la précédente ; elle est formée par le testicule qui reste fixé en bas et qu'on peut reconnaître par le toucher à sa forme et à sa sensibilité spéciale.

Quelle que soit la variété du siège de l'épanchement, la fluctuation ne tarde pas à devenir obscure ; la pression donne une sensation de crépitation que l'on a comparée au froissement de la neige ; elle est produite par l'écrasement des caillots. Cette sensation elle-même disparaît plus tard, on a sous le doigt comme une tumeur dure, ce qui pourrait faire croire à l'existence d'une tumeur d'une tout autre nature.

b) *Signes subjectifs.* — Au moment de l'accident, le sujet peut ressentir une douleur extrêmement aiguë : cette douleur peut se propager dans la région inguinale, crurale, même jusque dans la région lombaire. Elle peut être si vive qu'elle amène la syncope. Dans ce dernier cas on peut faire la part du shock dû à la brusque compression du testicule.

La douleur est violente surtout quand la rupture de la vaginale se complique de la rupture de vaisseaux importants. Elle peut simuler de véritables coliques. Pour Kocher elle serait due à une contraction du dartos.

D'autres fois le malade, quoique cela ne se produise pas toujours, peut avoir la sensation d'un craquement, d'une déchirure au niveau de la bourse atteinte. M. de Saint-Martin fait remarquer que cette sensation ne se rencontre pas seulement dans la rupture de la vaginale, mais chez des individus porteurs de varicocèles. Il rapproche cette sensation de celle ressentie à la jambe chez les variqueux et que l'on appelle le coup de fouet.

Cette douleur du début n'est pas toujours aussi vive, il s'en faut ; assez souvent le malade ne ressent presque rien. A propos du peu de réaction sensible nous ne pouvons manquer de rappeler ici ce malade de Serres de Montpellier qui faisait disparaître par écrasement entre ses mains l'hydrocèle dont il était porteur, toutes les fois que celle-ci après récidive devenait gênante pour lui.

Mais la douleur, de nulle ou peu accusée qu'elle etait, peut s'accentuer par la distension consécutive, au point de devenir intolérable. Le malade quelquefois est obligé de se coucher de suite. Il prend même la position en chien de fusil à cause des tiraillements qu'il ressent dans l'abdomen.

En dehors de ces symptômes que l'on pourrait appeler locaux, le sujet ressent un malaise général, la fièvre peut survenir. J.-L. Petit l'a notée dans son observation. Le malade du service de M. le professeur Poncet avait 38° de fièvre.

Nous verrons dans nos observations que l'aspect de ses bourses considérablement distendues, de leur coloration noirâtre, a pu amener le sujet à tomber dans un marasme d'où l'opération était seule capable de le tirer.

IV. — Marche. — Durée. — Terminaison. Pronostic

Si le malade ne vient point réclamer de soins, l'accident étant ainsi abandonné à lui-même, dans le cas le plus simple, quand il n'y a, pour ainsi dire, que de l'œdème scrotal, par infiltration diffuse de liquide dans la vaginale cet œdème diminue peu à peu ; il en est de même pour la douleur. Il est bien rare que l'hydrocèle soit guérie de ce fait. On connaît les cas de Pott, de Blasius, celui du Dr Deneffe de l'Université de Gand, où, plusieurs années après la rupture d'une hydrocèle, celle-ci n'avait plus reparu. Il y a aussi le malade de Forster qui guérit de cette façon, mais ici c'était une rupture spontanée. Après avoir remarqué ce mode de guérison, plusieurs auteurs ont voulu traiter l'hydrocèle en instituant le procédé appelé « la discission sous-cutanée de la vaginale ». Ce fut Jobert le premier qui traita ainsi l'hydrocèle, puis Bürhing, Bertini continuèrent dans cette voie. Il ne fait pas de doute qu'après l'accident de la rupture, la vaginale ne tarde pas à se cicatriser. Après cicatrisation, l'hydrocèle se produit de nouveau, mais alors on n'a pas toujours la transparence que l'on observait précédemment ; ceci, à cause de la matière colorante du sang qui a pénétré dans la cavité de la séreuse au moment du traumatisme ; c'est ce qui constitue l'hydrohématocèle par rupture de la vaginale.

L'ecchymose, souvent considérable, disparaît à son tour au bout d'une vingtaine de jours à peu près, après avoir passé par les différentes phases des ecchymoses en général. Dans le cas où l'épanchement a été abondant et bien localisé il peut persister à l'état liquide ; ceci est d'une rareté excessive, le plus souvent on sent une induration à ce niveau. En général cette tumeur disparaît petit à petit, mais elle peut aussi persister très longtemps et même indéfiniment. En effet, autour du foyer comme autour d'un corps étranger quelconque, il se produit un travail inflammatoire dans les tissus qui englobent ce foyer, dans celui-ci le caillot prend une consistance dure par résorption de tout le liquide. On a constaté quelquefois l'existence d'un kyste hématique quand le sang reste liquide. La coque environnante peut subir une transformation cartilagineuse et même crétacée.

Le cas d'Annandale où la tumeur extravaginale ne cesse de s'accroître est un fait rare; comme le dit Rendu, on avait sans doute affaire à une hématocèle de la vaginale qui se déversait dans la seconde poche; le plus souvent, comme nous l'avons vu, la séreuse rupturée se cicatrise.

On pourrait, à cause de l'énorme distension qui se produit fréquemment, craindre l'apparition d'un phlégmon ou même de la gangrène des bourses, car on sait combien ces inflammations sont fréquentes à ce niveau quand il y distension. Le fait n'a jamais été observé dans le cas qui nous intéresse, mais cela parce qu'on est toujours intervenu à temps. Jean-Louis Petit constate une inflammation avec fièvre, le malade de Poncet avait de la fièvre.

Il pourrait donc se produire un apport de germes pathogènes par la voie sanguine. La gangrène reconnaîtrait aussi comme cause la compression des vaisseaux qui irriguent les bourses. Walther dit bien qu'il fallait soulager la peau du scrotum de l'excessive tension causée par l'accumulation de sérum et de sang sous peine de mortification. Velpeau laisse entrevoir la crainte de la gangrène.

Il peut s'établir une vaginalite après la rupture, Saint-Martin l'a admise, d'ailleurs les inflammations de la séreuse ne sont pas très rares dans les hydrocèles, à plus forte raison quand un traumatisme s'ajoute à celles-ci.

De tout ce qui précède nous pourrons dégager au point de vue du pronostic que cette complication de l'hydrocèle, bénigne dans certains cas, pourrait avoir dans d'autres des suites graves, sinon pour la vie du sujet, mais tout au moins pour l'intégrité de ses organes génitaux externes si l'on n'intervenait pas.

V. — Diagnostic

Il est nécessaire de faire tout d'abord un diagnostic rétrospectif de la tumeur que portait le malade au niveau des bourses, était-ce bien une hydrocèle ? Il arrivera souvent que le malade ne sera pas affirmatif, d'ailleurs décrirait-il bien sa tumeur qu'une hématocèle de la tunique vaginale présenterait le même aspect, du moins d'après la description qu'il en ferait. Il est vrai que cette hématocèle rupturée (cas de Saviard) ferait observer les mêmes phénomènes que la rupture de l'hydrocèle elle-même ; en général, on aura le plus souvent une hématocèle pariétale consécutive analogue. On pourrait faire le diagnostic d'un épanchement sanguin préexistant dans la séreuse, si l'augmentation antérieure de la bourse correspondante, jusque-là saine, s'était faite à la suite d'un premier traumatisme ; et surtout s'il s'ajoutait à cela l'absence de douleur à la pression par atrophie du testicule, à cause de l'ancienneté de l'épanchement.

Les tumeurs du testicule lui-même, telles que celles ayant pour étiologie la tuberculose, la syphilis, la néoplasie, peuvent se diagnostiquer par les commémoratifs et l'état général du malade. Ces productions nouvelles alourdissent le testicule, atténuent sa mobilité et, de même que l'hydrocèle, exposent les bourses au choc ; or, celui-ci survenant, nous pourrions encore avoir à l'examen les mêmes symptômes que ceux amenés par l'accident qui fait l'objet de notre travail.

On a pu croire à un étranglement herniaire en présence de la douleur et de l'état général. D'autant plus que l'interrogatoire peut ne pas toujours éclaircir la question, car la tumeur que le malade disait être réductible aurait pu être constituée par une hydrocèle occupant et la vaginale et le canal vagino-péritonéal persistant, d'où reflux possible dans la cavité abdominale sous la pression des doigts.

L'infiltration d'urine consécutive à un accident pourrait offrir le même œdème, la même ecchymose. Dans le cas de J.-L. Petit, l'erreur aurait pu être commise car le malade ne pouvait uriner, tant la verge était œdématiée.

L'éléphantiasis scrotal de quelque ordre qu'il soit ne sera jamais survenu brusquement ; l'infiltration résultant d'une maladie générale coïncidera avec des infiltrations siègeant dans d'autres parties du corps.

Parmi les signes énumérés au paragraphe Symptomatologie, y en a-t-il de pathognomoniques de la rupture, c'est-à-dire capables de nous faire rejeter l'idée de toute autre lésion ? L'impossibilité, survenue brusquement, de délimitation de la tumeur antérieure pourrait être un excellent signe, mais nous avons vu qu'à cause du gonflement il peut ne pas paraître dans le début. La mobilité récupérée par le testicule peut aussi n'être pas perçue. La sensation de craquement elle-même, comme l'a dit Saint-Martin, peut se rencontrer « dans le varicocèle, et même en dehors de toute lésion pathologique des organes génitaux externes » ; il en est de même pour la douleur. D'ailleurs ces derniers symptômes peuvent manquer, pas de douleur, pas de craquement; ou, au contraire la douleur peut être si vive qu'elle amène la syncope, elle pourrait alors faire croire à une lésion beaucoup plus sérieuse.

Rien n'affirme donc dès le début la déchirure de la vaginale dans les hydrocèles. Nous connaissons l'existence de l'hydrocèle, un coup survient, bientôt ecchymose et gonflement, qu'est-ce qui nous fait prévoir que la rupture s'est faite? Un épanchement sanguin dans la vaginale, venant compliquer cette hydrocèle, peut sans effraction de la séreuse donner lieu aux mêmes signes que si celle-ci s'était produite, mais bientôt, après disparition de l'infiltration diffuse. Nous n'aurons pas de mobilité testiculaire, de plus la tumeur aura une apparence piriforme, c'est donc à ce moment-là seulement que nous pourrons nier la rupture. Dans le cas d'hématome paravaginal, coexistant avec la disparition d'une hydrocèle, nous aurons la lobulation de la bourse lésée, avec en haut la tumeur hématique, et au-dessous et en arrière d'elle, une petite masse isolable de la précédente formée par le testicule assez faiblement délimitable. Dans l'hématome de l'espace scrotal, nous avons plutôt une infiltration qu'une collection. La tumeur est étalée et englobe le testicule et le cordon, pas de limite nette et précise (Voituriez).

D'après le même auteur, dans le cas d'éclatement de la tunique vaginale, l'hématome est le plus souvent complexe, à la fois intra et extra vaginal, ou encore sous-scrotal.

CHAPITRE V

TRAITEMENT

Le cas de Pott, Deneffe, où la guérison de l'hydrocèle survient après sa rupture, est un fait d'une grande rareté.

Nous l'avons dit bien souvent la lésion de la vaginale se complique d'un épanchement sanguin ; de cette remarque découlent deux buts à poursuivre dans le traitement : guérir l'hydrocèle le plus souvent très ancienne et intervenir pour l'hématome.

La méthode qui peut remplir ces deux conditions, et qui est déjà employée par J.-L. Petit, Walther, Astley Cooper, est l'incision du scrotum avec ouverture de la séreuse et évacuation des caillots. Il est des chirurgiens qui se sont contentés du repos au lit avec des applications de compresses résolutives et d'une ponction suivie d'une injection iodée dans la vaginale ; ces derniers, par conséquent, traitent l'hydrocèle, mais n'interviennent pas contre le foyer sanguin, qui, dans ce cas, persiste souvent.

La méthode de l'incision fortement prônée par Reverdin a été combattue par Saint-Martin, ce dernier craint une infection à la suite de ce genre d'intervention. Il préfère attendre la résolution et ne préconise l'incision que dans les épanchements distendant les bourses d'une façon démesurée; ce faisant, il s'appuie sur l'avis de Velpeau. Kocher emploie le massage et ne parle pas de traitement chirurgical. L'opinion de Reverdin a prévalu parmi la plupart des chirurgiens.

L'opération radicale qui se pratique actuellement a ici une indication plus que suffisante : c'est l'ancienneté de l'hydrocèle avec son cortège de lésions, de plus il nous faut compter aussi sur l'hématome.

Il faut tenir grand compte de la fièvre, de la vive douleur éprouvée par le malade, de la résorption lente à se produire au niveau de parois considérablement altérées. Cette résorption pourrait facilement mettre deux à trois mois avant d'être achevée, or une petite effraction à la peau pourrait très bien amener une infection pendant ce laps de temps. Nous dirons même que quelquefois le moral même du malade est affecté, celui du service de M. le professeur Poncet refusait toute nourriture. Dans ces cas l'opération immédiate est tout indiquée. On fera une incision au niveau des parties les plus œdématiées, extraction des caillots sanguins, résection de la vaginale, puis drainage avec drain et gaze iodoformée (Delore).

Dans les cas moins graves où le gonflement et les autres symptômes sont modérés, on pourra, comme le conseillent M. le professeur Poncet et son élève Burdet, attendre quelques jours avant d'opérer. On relèvera les bourses en employant des moyens résolutifs et répercussifs; par moyens répercussifs, Baseil entend l'application d'eau froide ou de glace pour maintenir la fluidité du liquide sanguin et prévenir l'inflammation.

Chez le vieillard, dans les cas où les lésions, soit de l'hydrocèle, soit de l'hématocèle, sont très anciennes, on pourra faire la castration de façon à n'avoir plus à affronter que des parties saines.

CHAPITRE VI

OBSERVATIONS

OBSERVATION I

Rupture traumatique d'une ancienne hydrocèle. — Hématocèles vaginale et pariétale consécutives.

Observation recueillie dans le service de M. le professeur PONCET, due à l'obligeance de M. CADET, interne du service.

A... Ch., 32 ans, né à Saint-Chef (Isère), entre à l'hôpital le 28 octobre 1901 ; il occupe le lit n° 15 de la salle Saint-Philippe.

Le malade était porteur d'une hydrocèle gauche datant de trois ans environ et du volume du poing. Le 27 octobre dernier, dans la soirée, il fit une chute de dessus sa charrette et la bourse gauche vint heurter le tour du véhicule. Sur le moment, A... ne ressentit pas une douleur bien vive, mais un peu après il eut comme une sensation de cuisson au niveau de la bourse atteinte. Il constate que son scrotum a rapidement augmenté de volume et pris une coloration brunâtre. La douleur devient plus forte pendant la nuit, difficilement tolérable même. Il ne dort pas. Le lendemain, le volume des bourses s'étant encore accru, il entre à l'hôpital.

A l'examen du malade, on constate que toute la surface des bourses est bleuâtre, même coloration au niveau de la verge et dans la partie toute inférieure du bas-ventre, cette teinte est noirâtre au niveau de la bourse gauche et en avant de celle-ci. D'après les dires de A..., c'est à ce niveau qu'elle a débuté. Le scrotum est énorme, du volume des deux poings environ ; il est dur, surtout du côté gauche, les téguments sont distendus, luisants, pas de fluctuation, la verge est aussi œdématiée.

La douleur est très vive, sensation de cuisson aiguë.

Repos au lit avec application de compresses résolutives.

Le 2 novembre, le malade a 38°2 de fièvre. En présence de celle-ci, de la douleur et du mauvais état général, M. le docteur Delore pratique l'opération.

Opération. — Anesthésie à l'éther. Incision de 10 centimètres environ sur la bourse gauche. On traverse des tissus œdématiés, pas de pus.

On arrive enfin sur la vaginale dont on trouve la perforation à la partie antéro-inférieure, près du ligament scrotal, les bords de l'orifice sont déchiquetés, étoilés, il mesure 1 centimètre et demi environ.

Une déchirure se trouve au même niveau sur la tunique fibreuse. On trouve quelques caillots entre la séreuse et la fibreuse, la cavité vaginale en contient une plus grande quantité ; les parois de cette dernière sont épaissies, chagrinées, elles ont la consistance du cuir. L'épaisseur de la fibreuse est aussi augmentée.

Résection de la vaginale.

On trouve un trajet se dirigeant vers le canal inguinal, mais qui ne semble pas communiquer avec la cavité abdominale.

Lavage de la plaie. Drainage avec gaze iodoformée et un gros drain. Un point de suture. Pansement.

Le 3 novembre, la température est à 39° ; à 38°5, le 4 au soir.

Le 5, elle descend à 37°9.

Le 9, on refait le pansement. Excellent état de la plaie.

Les jours suivants, la cicatrisation se fait normalement.

Le 22, l'opéré sort complètement guéri.

OBSERVATION II

Rupture traumatique d'hydrocèle vaginale du côté gauche.

Par MM. les Drs MAUCLAIRE et VINSONNEAU.

A. G..., trente-sept ans, épicier. Entre le 20 avril, salle Jarjavay à l'hôpital Bichat dans le service de M. le Dr Picqué. Rien de particulier à signaler dans les antécédents héréditaires et personnels.

Le début de l'hydrocèle date de deux ans et demi. En un an, elle avait acquis son volume définitif, évalué par le malade à la grosseur d'un poing d'adulte. Aucun trouble digestif, aucun antécédent uro-génital ne survinrent; le malade ne porte pas de supensoir.

L'hydrocèle était une cause de gène à cause de son gros volume ; mais elle n'occasionna aucune grande douleur ; à peine le malade avait-il une légère sensation de poids le soir après une journée de fatigue.

Durant la quinzaine qui précéda la rupture aucun symptôme particulier ne mit le malade en éveil.

La rupture se fit sous l'influence d'un traumatisme léger pendant que le malade se couchait. Elle s'accompagna d'un bruit de craquement et d'une douleur très nette qui disparut au bout de quelques minutes.

Mais le lendemain le malade voulut reprendre son travail et il fut obligé d'aller se reposer au bout de quelques heures, puis il entra à l'hôpital Bichat à cause de la gêne et de la douleur.

Nous constations alors l'état suivant :

Les bourses sont augmentées de volume, surtout du côté gauche, le scrotum fait une légère saillie. Du côté gauche le scrotum présente une coloration rougeâtre, lie de vin avec une petite exulcération à la partie inféro-externe droite large comme une pièce de 2 francs. A droite la peau du scrotum est également rosée : en arrière et du côté gauche, la coloration s'étend jusqu'à la racine des bourses. Dans leur ensemble, les bourses présentent le volume d'une tête de fœtus à terme. L'aspect est un peu éléphantiasique, rappelant également l'aspect du scrotum dans le cas d'infiltration d'urine de l'étage inférieur du périnée. Cette infiltration gagne même la verge et se dirige à gauche vers l'orifice externe du canal inguinal. A la palpation, qui est douloureuse, on sent un épaississement notable de la peau et du tissu cellulaire sous-cutané. A la partie inférieure, on sent le testicule. Au stéthoscope la transparence existe partout.

Urines normales, rien du côté de l'appareil digestif. Emphysème pulmonaire. Bruits du cœur normaux. Bon état de santé général.

Opération (Dr Mauclaire). — Après l'incision longitudinale du scrotum à gauche, on trouve le tissu cellulaire sous-cutané très œdématié; l'épanchement est donc surtout sous-dartoïque.

La rupture de la vaginale siège à la partie antérieure, la tunique fibreuse est rompue au même niveau. Excision de la plus grande partie possible de la vaginale.

Nettoyage et drainage. Suture des bourses en un seul plan.

Examen macroscopique de la pièce. — La vaginale est épaissie; l'orifice de rupture est allongé, situé à la partie antéro-inférieure, long de 4 centimètres environ.

Les bords sont moins réguliers que dans la pièce précédente (rupture spontanée); mais à ce niveau, la vaginale ne présente pas une épaisseur plus grande; à la partie postérieure, de nombreuses adhérences fixent la vaginale aux bourses.

OBSERVATION III

Hydro-Hématocèle.

Par A. Raffray, interne des hôpitaux.

Nous avons eu l'occasion d'observer récemment dans le service de notre maître, le Dr Monod, un bel exemple d'hydro hématocèle, survenue sous l'influence d'un traumatisme très minime.

Il s'agit du nommé A..., âgé de quarante-cinq ans, qui vint à la consultation de l'hôpital Saint-Antoine, le 20 décembre 1898. Il avait un scrotum excessivement distendu, éléphantiasique et présentant une coloration lie de vin. Le malade fut admis et le lendemain à la visite il me raconta ce qui suit : il avait, depuis trois ans, une tumeur dans la partie droite du scrotum dont il n'avait jamais souffert et pour laquelle il n'avait jamais consulté. Il y a quatre jours, en s'asseyant sur une chaise, il se comprime la peau du scrotum contre le rebord du siège et ressent une douleur assez vive, deux heures après, une sensation de pesanteur dans les bourses ; il s'examine et constate que le scrotum a augmenté de volume et présente une coloration noirâtre.

A l'examen : scrotum excessivement distendu, coloration bleu intense de toute la région, s'étendant au périnée et aux deux fosses ischio-rectales.

A la palpation : œdème des bourses, testicule gauche facilement appréciable, il est sain ; à droite, impossibilité de rien délimiter. Je porte le diagnostic d'hématocèle pariétale et j'émets les deux hypothèses suivantes :

1° Le malade était porteur d'une hydrocèle et, étant artérioscléreux, il a fait une rupture d'un de ses vaisseaux de la paroi scrotale, d'où hématocèle pariétale ;

2° Le malade avait peut-être une hématocèle vaginale et il s'est produit une hématocèle pariétale par fissure de la vaginale.

Quoi qu'il en soit, l'intervention n'était pas indiquée immédiatement et le malade garda le lit, les bourses relevées.

Au bout de quelques jours de repos, l'œdème diminua et l'on put délimiter une tumeur fluctuante dans la partie droite du scrotum.

M. Monod se décida à intervenir et l'opération fut pratiquée le 20 décembre. La vaginale était remplie de sang et de caillots, et le testicule et l'épididyme parfaitement sains. Au niveau de la partie droite existait un foyer hématique extravaginal qui était diffusé dans le tissu cellulaire scrotal.

Suites opératoires excellentes, et quinze jours après le malade était guéri.

L'examen histologique de cette vaginale, pratiqué par notre excellent ami Macaigne, chef du laboratoire du service, permet de constater des infiltrations sanguines au-dessous de la séreuse, et à certains points la vaginale était déchiquetée.

On comprend que le sang se soit épanché dans la vaginale, se confondant intimement avec le liquide de l'hydrocèle, d'où hydro-hématocèle comme l'appelle Reverdin.

OBSERVATION IV

Hydrocèle ancienne. — Chute à califourchon.
Hématome paravaginal.

Observation recueillie par M. Besson,
interne du service de M. le professeur Duret.

Emmanuel M..., vingt quatre ans, entré le premier juillet 1898 à l'hôpital de la Charité.

Dans ses antécédents on note une hydrocèle de volume moyen, occupant la bourse droite. Il exerce la profession de charretier. Il y a trois jours, se trouvant sur un chariot, il glisse à califourchon sur une des roues de son véhicule. Il ressentit aussitôt une douleur extrêmement vive au niveau des parties génitales, douleur qui provoqua une demi-syncope. Transporté chez lui, il dut s'aliter. Les bourses augmentèrent rapidement de volume et prirent une coloration noirâtre. Son état ne faisant qu'empirer, il entre à l'hôpital le 1er juillet.

Examen du blessé. — Les bourses sont volumineuses, du volume de deux poings. Leur coloration est noirâtre, ardoisée ; elles sont douloureuses à la pression. Mais, le caractère principal de la tuméfaction, c'est la projection en avant. Elle forme un plastron épais, triangulaire, appendu au pubis. La peau est infiltrée et épaissie ; par la palpation on a une sensation de résistance; par la percussion, matité absolue. La verge est œdématiée. La tumeur est surtout à droite et paraît intéresser uniquement la bourse droite. En arrière, on sent le testicule droit qui se dégage partiellement de la tumeur et peut être circonscrit par les doigts qui l'explorent. L'étiologie, les symptômes, font porter le diagnostic d'hématome paravaginal.

5 juillet. — L'opération est pratiquée. Le bistouri divise rapidement les enveloppes superficielles et arrive bientôt sur la paroi externe de l'hématome qui est ouvert largement. Il s'échappe environ 400 grammes de caillots noirâtres. La paroi externe de la poche est irrégulière, épaissie. Cette poche n'est autre que l'espace paravaginal distendu par le sang ; en effet, dans le fond on trouve le feuillet pariétal de la vaginale qui présente des lésions de vaginalite ancienne.

On suture ce qui reste de la vaginale pour reconstituer l'enveloppe séreuse du testicule.

Lavage soigneux de l'espace paravaginal. Drainage, suture de la tunique fibreuse et du crémaster au catgut.

Suture superficielle au crin de Florence.

7 juillet. — Hier et avant-hier la température est montée le soir à 38°2 et 38°4.

L'opéré se plaint de douleurs vives.

Le pansement défait, on constate que les bourses sont tuméfiées, rendues douloureuses. Le drain fonctionne bien.

8 juillet. — T. S., 30°1. Le malade est soulagé.

9 juillet. — Purgatif.

13 juillet. — Les fils sont enlevés. Pas de suppuration.

30 juillet. — L'opéré sort complètement guéri.

OBSERVATION V

Hydrocèle de la tunique vaginale. — Hématocèle. — Effusion de sérum dans le tissu cellulaire du scrotum et du pénis.

Par A.-G. Walther.

Robert Thompson, âgé de cinquante-cinq ans, de Pittsburg, cordonnier de son état, de bonne constitution, d'habitudes tempérées et robuste de santé, avait eu une hydrocèle de la tunique vaginale gauche, il y a quinze ans, qui avait graduellement acquis des dimensions considérables sans lui occasionner d'autres désagréments que son volume. On ne peut assigner aucune cause à son apparition. En décembre dernier, pendant qu'il travaillait, préparant au marteau un morceau de cuir de semelle sur une pierre posée sur son genou, la pierre glissa et frappa violemment le côté gauche du scrotum, produisant une violente douleur et une défaillance. Le shock, néanmoins, passa bientôt, mais non la douleur, et une tuméfaction du scrotum se manifesta bientôt. Le soir, l'un et l'autre symptômes s'étaient aggravés et, dans la nuit, plus de douze heures après le traumatisme, je fus appelé à voir le malade. Je le trouvai souffrant de vives douleurs dans le scrotum, le cordon spermatique et la partie inférieure de l'abdomen.

Son pouls était faible et calme, les mains et les pieds froids. Il avait du refroidissement de la surface du corps et des nausées. Le pénis, le scrotum en entier, la région du cordon spermatique et du canal inguinal du côté gauche étaient très tuméfiés; le scrotum était chaud et d'une teinte brunâtre, comme érysipélateuse. La peau de toute la partie antérieure du scrotum, mais surtout à droite, celle du pénis, était ferme et indurée, la face postérieure du scrotum restant souple. La région inguinale gauche était très tuméfiée et très douloureuse, mais la peau qui la recouvrait n'était ni infiltrée, ni altérée dans sa coloration.

Sachant que le malade avait eu une hydrocèle et apprenant qu'il était indemne de hernie, mais qu'il avait reçu un coup sur le scrotum, étant assis, il était naturel de supposer qu'il s'était fait une rupture de la tunique vaginale et que le liquide renfermé dans sa cavité s'était en conséquence infiltré dans le tissu cellulaire, sous la peau du scrotum, du canal inguinal et du pénis. Cela devait expliquer le gonflement de ces parties, mais non le changement de coloration de la peau de la partie antérieure du scrotum, qui était au moins double de celui qu'il présentait avant que l'accident ne fût arrivé. Il semble qu'il n'y avait pas d'autre supposition plausible que celle d'une extravasation du sang, par rupture de quelques vaisseaux sanguins et infiltration de ce sang avec le sérum, dans la tunique vaginale du testicule (J.-L. Reverdin suppose que cette tunique des Allemands signifie la tunique fibreuse des Français) et dans le canal inguinal, ce qui fut vérifié pendant l'opération.

Il ne pouvait y avoir de doute sur le traitement convenable dans ce cas. Il fallait soulager la peau du scrotum de l'excessive tension causée par l'accumulation de sérum et de sang, sous peine de mortification.

La tunique vaginale du scrotum et du cordon spermatique devait être ouverte; le sang extravasé devait être évacué, sans quoi il s'ensuivrait une excessive suppuration; et, enfin, il fallait s'assurer du vaisseau qui donnait le sang, sinon il pourrait y avoir une extravasation de sang, alarmante par sa quantité, avec gangrène du contenu du scrotum, le tout mettant en péril la vie du malade. On recourut à l'opération pour l'hydrocèle par incision du scrotum; elle traversa la peau et *le tissu cellulaire qui fut trouvé infiltré de sérum et de sang coagulé.*

La tunique vaginale, très épaissie, fut alors divisée dans la même étendue. En l'ouvrant, plus d'une demi-pinte de sérum couleur paille s'en échappa, mais la cavité ne s'affaissa pas, vu la grande quantité de sérum coagulé qui la remplissait, aussi bien que celle de la tunique vaginale, du cordon spermatique et du canal inguinal. *Lorsque le sang coagulé fut évacué, il se produisit un écoulement profus de sang frais, venant de l'ouverture d'une artère rompue de la tunique vaginale, que l'on trouva déchirée vers le raphé, l'ouverture laissant passer facilement le doigt dans le tissu cellulaire du scrotum.* A travers cette fente, le sang avait trouvé son chemin dans le tissu cellulaire de tout le scrotum et le pénis, donnant lieu à cette apparence brunâtre que présentaient ces parties. Le renouvellement de l'hémorragie avait été causé par l'enlèvement des caillots qui avaient joué temporairement le rôle d'un tampon sur le vaisseau saignant. Du lint placé sur le vaisseau et dans la plaie, et une bande d'emplâtre adhésif encerclant le scrotum, arrêtèrent l'hémorragie. Un opiacé donné au malade après l'opération amena un bon sommeil.

Les suites furent favorables, sans nouvelle hémorragie, avec une réaction ordinaire, avec une suppuration médiocre en temps voulu et une rapide disparition de la tuméfaction du pénis, de l'aine et du scrotum. La plaie fut fermée en six semaines et l'opéré fut en état de reprendre son travail.

Remarque. — Cette observation résume en elle seule l'histoire de la rupture traumatique de la tunique vaginale.

OBSERVATION VI

Hématocèle pariétale et vaginale succédant à une hydrocèle.

Par Astley Cooper.

On amena à l'hôpital de Guy un homme qui portait une hydrocèle ancienne sur laquelle il avait reçu un coup violent qui détermina une contusion du scrotum et une augmentation soudaine dans le volume de la tumeur.

La distension déterminant une vive douleur, je pratiquai immédiatement une incision qui donna issue à une grande quantité d'eau et de sang coagulé. La tunique, examinée intérieurement au moyen de cette incision, présenta une déchirure longue d'un à deux pouces et recouverte par un caillot.

OBSERVATION VII

Hématocèle vaginale et pariétale, succédant à une hydrocèle vaginale.

Par Astley Cooper.

M. A..., portant déjà une double hydrocèle, se donna un coup contre le pommeau de sa selle dans une chute que fit son cheval. Quoi qu'il eût éprouvé à peine quelque douleur au moment même de l'accident, le scrotum commença aussitôt à se tuméfier et acquit dès le jour même un volume énorme, surtout dans les premiers instants qui suivirent la chute.

La tumeur était d'abord molle et dépressible, mais le jour suivant elle devint solide et résistante, ce qui provenait évidemment de ce que le sang, d'abord liquide, s'était ensuite coagulé au bout de quelques heures. Le scrotum avait l'aspect ecchymosé d'un œil meurtri.

Un chirurgien, consulté par le malade, prescrivit une application de sangsues, puis des cataplasmes dont j'ignore la composition. Il ordonna en outre des lotions évaporantes et fit recouvrir la partie contuse avec un emplâtre résolutif.

Le malade me consulta en mars 1828, un mois après l'accident. A l'époque à laquelle je le vis pour la première fois, les deux tuniques vaginales étaient distendues : celle du côté droit contenait une masse en partie solide et en partie liquide ; du liquide seulement était contenu dans celle du côté gauche.

Ayant plongé une lancette dans la tunique vaginale du côté droit, j'amenai un liquide qui présentait d'abord l'aspect du sang veineux, mais qui examiné avec plus de soin, était d'une couleur brun chocolat. Un caillot volumineux resta dans la tunique vaginale et je crus reconnaître, autant que j'en pus juger, qu'il y avait en même temps un engorgement du testicule. Le liquide incolore fut évacué en totalité. Il n'avait aucune odeur désagréable ni fétide.

J'ai revu l'individu qui fit l'objet de cette observation plusieurs mois après l'accident. L'hydrocèle s'était reproduite des deux côtés ; et quoique certainement la partie solide eût dimi nué, cependant il en restait encore une quantité appréciable.

Voici, je pense, comment on peut se rendre compte des circonstances du fait qui vient d'être rapporté. Du sang s'étant extravasé se coagula d'abord en totalité ; ensuite il se sépara du caillot de la sérosité qui devint de plus en plus abondante tandis que, de son côté, le caillot alla en diminuant peu à peu.

OBSERVATION VIII

Hématocèle pariétale par infiltration à la suite d'une rupture d'une hydrocèle double d'origine traumatique.

Par M. le Dr Deneffe, professeur à l'Université de Gand.

Je reçus un matin la visite d'un voyageur de commerce, âgé de soixante ans environ. Atteint depuis plusieurs mois d'une hydrocèle double assez volumineuse, il avait été victime la veille d'un singulier accident. Il était en chemin de fer, le train roulait; il se leva et retomba brusquement sur le banc. Le pauvre homme s'assit sur ses bourses. Les tuniques vaginales distendues éclatèrent et le liquide séreux, mêlé à une grande quantité de sang, s'épancha dans le scrotum, la verge et la partie interne des cuisses : toutes ces régions étaient noires. Le voyageur avait éprouvé une vive douleur au moment où l'accident s'était produit, mais elle s'était dissipée assez vite; il n'en restait plus que le souvenir.

Je fis garder la chambre au malade pendant trois jours; il resta étendu sur son lit ou sur des chaises, le scrotum enveloppé dans des compresses imbibées d'eau de Goulard.

Le quatrième jour, le patient était assez bien pour se remettre en voyage et rentra chez lui.

Il put, après cinq ou six jours, reprendre aisément son service. Plus rien ne le dérangeait. Pendant une vingtaine de jours les parties ecchymosées conservèrent une teinte différente de la normale, puis, peu à peu, la peau reprit partout sa couleur physiologique.

Tout rentra dans l'ordre. L'hydrocèle double ne reparut plus. Je pus le constater quelques années après.

OBSERVATION IX

Observation d'hématocèle pariétale par infiltration, après la rupture d'une hydrocèle.

Par Jean-Louis Petit.

Un cavalier du régiment des cuirassiers, ayant une hydrocèle, reçut un coup de pied de cheval sur le scrotum, qui creva le sac de l'hydrocèle et rompit quelques vaisseaux sanguins; il fut mené à l'hôpital de Dinan, pays de Liège, où j'étais alors.

Les eaux et le sang des vaisseaux ouverts, épanchés ensemble, s'étaient infiltrés dans tout le tissu cellulaire du scrotum et de la verge; celle-ci devint grosse au point que l'ouverture du prépuce ne permettait qu'à peine la sortie des urines. En peu de temps l'ecchymose s'étendit fort avant sous la peau des cuisses et du ventre et la douleur, suite du coup, était très considérable. J'enveloppai toutes ces parties de compresses trempées dans de l'eau tiède animée d'eau-de-vie; le malade fut promptement secouru par de nombreuses saignées et la douleur diminua : mais quatre jours après, il survint inflammation et fièvre ce qui m'obligea d'ouvrir le scrotum, il sortit peu de caillots, mais une grande quantité de sang fluide, non qu'il eût conservé sa fluidité naturelle, mais parce qu'il était délayé par l'eau de l'hydrocèle, je trouvai difficilement l'ouverture par où les eaux s'étaient écoulées, car elle n'était pas considérable et, de plus, elle était presque bouchée par un caillot. Ce fut par ce trou que j'introduisis une sonde creuse à la faveur de laquelle je passai un bistouri pour ouvrir le sac dans toute son étendue et j'évacuai une matière sanieuse, semblable à la précédente, mais un peu plus fluide, parce qu'il était entré moins de sang dans ce sac qu'il n'était sorti d'eau. J'avais d'autant plus raison de me servir de la sonde creuse pour conduire le bistouri que je ne doutais point que ce sac ne fût le *peritestes* et que, l'ayant ouvert, je dusse trouver le testicule à nu, partie qu'il faut éviter et dont la piqûre est souvent fâcheuse. Les accidents cessèrent, la suppuration s'établit et cette blessure fut conduite à parfaite guérison par les moyens ordinaires.

OBSERVATION X

Subcutaneous rupture of an hydrocèle.

(Rupture sous-cutanée d'une hydrocèle) par Frost.

Un homme de quarante ans souffrait depuis plusieurs années d'une hydrocèle qui n'a jamais été ponctionnée. Il reçut, un jour, un coup sur le scrotum ; dans un court espace de temps tout le scrotum augmente de volume ; trois heures après l'accident les téguments du scrotum étaient œdématiés et noirs par suite du sang extravasé. On éleva le scrotum et on fit des lotions évaporantes. En dix jours le gonflement et l'ecchymose disparurent laissant les parties normales en apparence. On ne revit plus le malade, de sorte que l'on ne sait si l'hydrocèle se reproduisit.

OBSERVATION XI

Hématocèle consécutive à la rupture traumatique d'une hydrocèle.

Par M. le Dr REGNIER de Bouzonville.

Le nommé Tritz, d'Aidling, était porteur d'une hydrocèle sur laquelle il reçut un coup de pied. Il se produisit aussitôt une tuméfaction considérable du scrotum. Une ponction exploratrice ayant donné issue à du sang, le traitement par l'incision était tout indiqué. Le malade guérit parfaitement.

OBSERVATION XII (résumée)

Hydrocèle vaginale double accompagnée de quelques circonstances exceptionnelles ; castration d'un côté et cure radicale de l'autre, suivant la méthode décrite par Douglas (1).

A. de H... âgé de plus de cinquante ans, porteur depuis plusieurs années d'une hydrodèle double qui avait été ponctionnée plusieurs fois, tomba, étant ivre, de cheval ; cet accident occasionna une violente contusion et une ecchymose sur tout le scrotum avec une grande tension et une douleur dans le ventre.

(1) *Cases and practical remarks in surgery*, the second édition, by Benjamin GOOD, surgeon, vol. II, p. 229, 1767.

OBSERVATION XIII (résumée)

Hématocèle pariétale du scrotum par rupture traumatique d'une hématocèle vaginale, par SAVIARD (1). In thèse de Baseil, p. 160).

Dans cette observation, Saviard nous donne, sous le titre d'hydrocèle, un exemple bien net de la rupture de la vaginale, à la suite d'un traumatisme (le malade était monté derrière un carrosse avec précipitation). Pour Baseil ce serait une hématocèle à cause de l'atrophie du testicule.

OBSERVATION XIV (résumée)

Hématocèle pariétale du scrotum avec épanchement.

Par M. DESPRÈS, chirurgien de l'hôpital Cochin (2).

Le nommé D..., Clément, cinquante-cinq ans, présente un gonflement du côté gauche du scrotum. il se donne un coup violent contre un corps dur et volumineux, et aussitôt il ressent une violente douleur dans le scrotum; M. Desprès diagnostique une hématocèle pariétale autour d'une hydrocèle (3).

(1) SAVIARD : *Recueil d'observations chirurgicales*, Paris, 1876, p. 105.

(2) *Bull. de la Soc. de méd. et de chir. ce Paris*, 1881.

(3) Voir BASEIL (thèse, page 162). Cet auteur, de même que Reverdin, admet qu'il s'est produit ici une rupture de la vaginale.

CONCLUSIONS

I. — Comme cause de la rupture de la vaginale dans les hydrocèles, le traumatisme serait une des plus fréquentes, surtout si l'on admet que, dans quelques faits intitulés ruptures par effort, la compression exercée par des muscles autres que les muscles intrinsèques des bourses intervient.

Le choc ou la compression sont les deux facteurs étiologiques; les froissements répétés de quelques auteurs, précédant une rupture dite spontanée, peuvent rentrer dans le dernier cas.

Dans la pathogénie, la théorie invoquant l'augmentation de pression du liquide séreux seul, sous la poussée traumatisante, paraît être la meilleure, à l'encontre de celles qui font intervenir un épanchement sanguin intra ou extravaginal pour expliquer cette augmentation.

II. — Les symptômes subjectifs sont extrêmement variables; presque nuls, dans certains cas, ils sont, en d'autres, hors de proportion avec la lésion produite.

III. — Le siège de la rupture se trouve le plus souvent au point d'application du traumatisme ou à l'endroit où s'est produit le maximum de pression de dedans en dehors exercée par le liquide.

Si les lésions de dégénérescence de la vaginale, si souvent invoquées avec juste raison, peuvent être quelquefois la cause efficiente de la rupture sous l'influence d'un choc, le traumatisme peut aussi agir par lui-même; n'est-ce pas le cas dans certains kystes de l'ovaire qui se rompent sans qu'il y ait la moindre altération des parois?

L'épanchement sanguin est un fait caractéristique de l'accident qui nous occupe, car conjointement à l'hydrocèle nous trouvons la varicosité des vaisseaux, d'où un double effet du traumatisme, effraction de la séreuse et hémorragie.

IV. — Le diagnostic de la rupture peut quelquefois n'être pas affirmé dans le début de l'accident, si le diagnostic de la tumeur préexistante n'a pu être exactement posé.

V. — Dans les complications, on n'a jamais observé d'inflammations graves, quoique celles-ci puissent évidemment se produire si l'on n'intervient pas à temps.

VI. — Quelle conduite à tenir dans le traitement? Pour M. le professeur Poncet et son élève Burdet, il faut : 1° attendre la disparition de l'œdème, si celui-ci n'amène pas une trop grande distension, et s'il n'y a pas de trouble de l'état général (fièvre), de la douleur, auxquels cas il faudrait agir immédiatement (X. Delore); 2° l'œdème disparu, il faut traiter l'hydrocèle par la méthode radicale et intervenir en même temps sur l'hématome concomitant.

BIBLIOGRAPHIE

ANNANDALE. — *Edinburgh Journal,* 1873, p. 714 ; *Archives gén. de méd.*, 1873, p. 289.

ASTLEY COOPER. — Traité des mal. des testicules, in Œuvres chirurgicales complètes traduites par Chassaignac et Richelot, 1837, p. 491.

BASEIL. — Thèse de Nancy, Hématomes du scrotum, n° 313, 1890.

BELL (B.). — Œuvres complètes de chir., trad. franç., an IV, 1796.

BÉRAUD. — *Archives gén. de méd.*, vol. II, série V.

BLANDIN. — Dict. de méd. et de chir. pratique, 1833.

BURDET. — Thèse de Lyon, 1896.

BRODIE. — *London medical and physical Journal*, t. LV.

BRAULT (J.). — *Lyon médical*, 1896.

CHARPY. — Organes génito-urinaires, 1890.

CURLING (T.-B.). — On the disease of testis, 1re édit., Londres, 1843, 2e édit. trad. franç. par Josselin, Paris, 1857.

DELORE (X.). — Contribution à l'étude de la rupture de la tunique vaginale dans les hydrocèles (*Gaz. hebd. de méd. et de chir.*, 5 juillet 1896.

DESPRÉS. — *Bull. de la Soc. de méd. et de chir. de Paris*, 1881.

DOUGLAS. — Cases and practical remarks in surgery, the second edit , by Benjamin Good, surgeon, vol. II, p. 229, 1767.

DUPUYTREN et GUIBERT. — *Bull. de la Soc. de chir.*, 1881.

FROST. — Subcutaneous rupture of an hydrocele, in *The Lancet*, 1878.

HUNTER. — Œuvres complètes de chir., trad. franç., an IV, 1796.

JAMAIN. — Thèse d'agrégation, 1853, Paris.

KOCHER. — Pitha und Billroth : *Handbuch der Allgemeinem und speciellem Chirurgie*, dritter Br., Zweite Abth., Siebente Leiferung, Erste Hafte, p. 52 et 55.

LANNELONGUE. — Art. Hématocèle du scrotum. Nouv. Dict. de méd. et de chir. pratique, 1873.

LEMICHEZ. — De l'hématocèle paravaginale, thèse de Paris, 1897.

MAUCLAIRE et VINSONNEAU. — *Ann. des mal. des organes génito-urinaires*, août 1901.

MONOD et TERRILLON. — Mal. du testicule et de ses annexes, Paris, 1889.

MONOD (Ch.) et RAFFRAY. — Hydrohématocèle, *Bull. de la Soc. anat.*, janvier 1894, fasc. 1, p. 31.

NÉLATON. — Éléments de path. chirurgicale, Paris, 1837, t. V.

PASTEAU. — In Traité d'anatomie de Poirier, 1901.

PETIT (J.-L.). — Traité des mal. chirurgicales, t. II, Paris, 1774.

POTT (P.). — Œuvres chirurgicales, trad. franç. Paris, 1777, t. II.

RECLUS (P.). — Traité de chir. de Duplay et Reclus, 1899.

REVERDIN. — *Revue médicale de la Suisse Romande*, 1882, et *Ann. des mal. des organes génito-urinaire*, 1883.

RICHET — Hydrohématocèle, *Praticien*, 1879.

SAVIARD. — Recueil d'observations chirurgicales, Paris, 1874, p. 105.

SEBILEAU. — Art. Vaginalite séreuse in Le Dentu et Delbet, 1900.

TESTUT. — Traité d'anatomie, 1901.

VELPEAU. — Dict. en 30 vol., 1837, *Gazette des Hôpitaux. Clinique de la Charité*, 1846.

WALTHER (A.-G.). — *British medical Journal*, 1857.

VOITURIEZ. — *Ann. des mal. des organes génito-urinaires*, 1899, p. 145.

Lyon. — Imp. A. STORCK et Cie, 8, rue de la Méditerranée.

www.ingramcontent.com/pod-product-compliance
Ingram Content Group UK Ltd.
Pitfield, Milton Keynes, MK11 3LW, UK
UKHW021650260726
13994UKWH00003B/1381